QUELQUES REMARQUES PRATIQUES

SUR LES

MALADIES DES FEMMES

SUIVIES DE

CONSEILS RELATIFS AUX SOINS HYGIÉNIQUES

ET AU

RÉGIME A OBSERVER PENDANT LEUR TRAITEMENT

PAR

Le Docteur CRAMOISY

Président de la Société médicale homœopathique de France,
Médecin consultant de l'hôpital homœopathique St-Jacques,
Professeur libre de gynécologie (maladies des femmes),
Officier d'Académie,
Chevalier des Ordres de Charles III et de Grégoire le Grand.

Mulier id est quod est propter solum uterum.
Van Helmont.

Quatrième Édition.

PARIS

J.-B. BAILLIÈRE ET FILS, LIBRAIRES-EDITEURS,
19, RUE HAUTEFEUILLE, 19

1877

QUELQUES REMARQUES PRATIQUES

SUR LES

MALADIES DES FEMMES

SUIVIES DE

CONSEILS RELATIFS AUX SOINS HYGIÉNIQUES

ET AU

RÉGIME A OBSERVER PENDANT LEUR TRAITEMENT

PAR

Le Docteur CRAMOISY

Président de la Société médicale homœopathique de France,
Médecin consultant de l'hôpital homœopathique St-Jacques,
Professeur libre de gynécologie (maladies des femmes),
Officier d'Académie,
Chevalier des Ordres de Charles III et de Grégoire le Grand.

Mulier id est quod est propter solum uterum.
VAN HELMONT.

Quatrième Édition.

PARIS

J.-B. BAILLIÈRE ET FILS, LIBRAIRES-ÉDITEURS,
19, RUE HAUTEFEUILLE, 19

—

1877

OUVRAGES DU MÊME AUTEUR

Mémorial de thérapeutique homœopathique ou résumé général de pathologie interne et externe et de thérapeutique appliquées, pouvant servir de guide aux familles en l'absence du médecin.

Des ulcérations du col de l'utérus et de leur traitement rationnel.

Application hygiénique des canules trouées de l'auteur dans le traitement des maladies des femmes. Mémoire lu à l'Académie des Sciences, le 27 septembre 1858.

De la blépharite glandulo-ciliaire et de sa guérison radicale.

Étude des fongosités ou granulations internes de l'utérus, suivie de quelques observations relatives à cette lésion pathologique.

Du trichophyton, des affections qu'il détermine sur l'homme et sur les animaux.

L'alcoolature d'aconit napel dans le traitement du choléra morbus épidémique

Ce médicament, il y a quelques années, a été indiqué par l'auteur dans le traitement de cette maladie, a déjà été confirmé comme un des plus sûrs spécifiques du choléra par 80 guérisons sur 85 cas. Ces résultats ont porté le Dr Cramoisy à adresser un mémoire à l'Académie de Médecine le 16 janvier 1866, et à l'Académie des Sciences le 22 du même mois. Depuis, le nombre des guérisons s'est considérablement augmenté.

PRÉFACE

DE LA QUATRIÈME ÉDITION.

Les trois premières éditions de ce livre ont été épuisées très-rapidement. Ce succès atteste son utilité et nous récompense pleinement de nos efforts.

Depuis la publication des éditions qui ont précédé celle-ci, nous avons eu maintes fois l'occasion d'étudier les maladies des femmes dans toutes leurs variétés et dans toutes leurs phases. Cette étude, faite sur une grande échelle et d'une façon persévérante, nous permet aujourd'hui de formuler des indications nouvelles et de rendre plus profitable encore ce traité, fruit d'un travail assidu pendant près de trente années.

PRÉFACE

DES PREMIÈRES ÉDITIONS.

Nous ne voudrions pas, en écrivant ce modeste opuscule pour les femmes, qu'elles pussent se méprendre sur la portée que nous lui attribuons, et partant sur les intentions qui nous l'ont inspiré.

Notre pensée a-t-elle été de publier un code de doctrine, un ouvrage scientifique, un répertoire de toutes les découvertes faites sur la question que nous traitons ?... Non, assurément.

Nous ne pensons pas qu'il soit avantageux de donner aux personnes étrangères à la médecine, des notions spéciales qui ne peuvent être bien comprises que par les hommes de l'art.

Quel a été notre but en écrivant ce petit volume ?

Avant tout, nous avons voulu faire le bien en nous rendant utile à une classe de malades dignes de tout notre intérêt. Pour arriver au résultat désiré, nous avons recueilli toutes les données de notre vie de praticien en ce qui concerne les maladies des femmes.

Nous avons recherché l'origine de ces affections à tous les âges; nous en avons étudié la plupart des symptômes caractéristiques; enfin, nous avons résumé tous les moyens qu'une expérience quotidienne et consciencieuse, pendant de longues années, nous avait signalés comme les plus avantageux pour l'apaisement des souffrances et la guérison des malades.

Notre livre semble, au premier abord, n'avoir en vue qu'un seul ordre d'affections chez la femme; mais en réalité, nos observations portent sur la plupart de ses souffrances, parce que les désordres qui se produisent en elle ont presque tous une origine commune dans l'appareil dont les sympathies dominent son organisation tout entière.

C'est en considération de cette conviction profonde des périls auxquels les femmes sont exposées par suite des lésions graves que subit à leur insu leur organisme, que nous avons entrepris ce travail.

Nous leur signalons les moyens d'apprécier elles-mêmes leur état de santé. Les impressions qu'elles reçoivent, les malaises qu'elles éprouvent, les inconvénients et les dangers qu'elles redoutent, tout, en un mot, leur vient en aide pour faciliter cette appréciation.

C'eût été peu pour l'œuvre que nous tentions de réaliser, que de signaler le mal sans placer à côté le remède qu'il réclame.

Aussi nous sommes-nous empressé de

joindre, aux constatations de nos signes diagnostiques, les conseils que l'hygiène la mieux entendue admet et pratique avec le plus de succès.

Si nous avons laissé de côté la question de thérapeutique proprement dite, c'est qu'en des cas aussi sérieux les femmes ne peuvent se passer des lumières d'un praticien habile.

En se conformant aux préceptes que nous formulons, elles obtiendront certainement une amélioration sensible dans leur état.

La science fera le reste.

CHAPITRE PREMIER

DE LA NÉCESSITÉ D'APPROFONDIR UN SUJET EN MÉDECINE.

Sommaire.—Principaux gynécologistes d'Europe.—Insuffisance des moyens thérapeutiques.— Dangers des cautérisations trop énergiques. — Manque de pratique spéciale chez beaucoup de médecins à propos des maladies des femmes.—Opinion du professeur Scanzoni sur les médecins en général. — Les maladies de l'utérus ont existé à toutes les époques. — Traitement de ces maladies laissées tout d'abord aux sages-femmes. — Difficulté de préciser au premier abord, dans beaucoup de cas, la nature véritable des maladies utérines. — Nécessité de faire de ces affections une étude des plus approfondies. — Importance du traitement lorsque ces affections sont très-anciennes.

Les maladies des femmes, nous voulons parler des maladies de l'utérus et de ses annexes, forment, dans l'art de guérir, un groupe à part qui a été étudié, dans ces dernières années, avec beaucoup de soin par quelques médecins, notamment par Aran, Becquerel, H. Bennet, Churchill (de Dublin), Courty (de Montpellier), Goupil, Huguier, Jobert (de Lamballe), Lisfranc, Nélaton, Nonat, Scanzoni, Valleix, etc.

Ces études, en tant que constituant une branche de la médecine, ont rencontré d'ardents détracteurs; mais les attaques dont elles ont été l'objet n'ont pas empêché la vérité de se faire jour. Les femmes, mieux soulagées ou mieux guéries qu'auparavant, ont déposé en faveur de ces travaux, et un progrès incontestable était réalisé.

Et, cependant, ces maladies n'ont encore été traitées qu'à un point de vue général. En effet, les principaux moyens thérapeutiques employés à l'intérieur ont été et sont encore aujourd'hui : l'iode, le quinquina, les ferrugineux, les purgatifs, etc. ; et à l'extérieur, les cautérisations au fer rouge, à la pierre infernale, ou au nitrate acide de mercure. Or, ces moyens, souvent dangereux, les derniers surtout, épouvantent les femmes à juste titre, et leur insuccès met le médecin dans une position fausse.

Sans doute, il est du devoir de l'homme

de l'art qui s'appuie sur une certitude scientifique, de ne point s'arrêter aux craintes ou
aux répugnances du malade, et de le traiter
énergiquement ; mais combien sa situation
change quand il n'a à sa disposition que
des agents douloureux, effrayants, et d'une
valeur problématique !

Aussi ne faut-il pas s'étonner si, sous le
coup des terreurs que fait naître en elle le
déploiement de ces instruments de son sup-
plice, la femme se préoccupe de la valeur
scientifique des praticiens qu'elle a consul-
tés ! Les tristes résultats de son obéissance
passive ne justifient que trop, dans bien des
cas, les appréhensions qu'elle avait conçues.

Nous ne craignons pas de dire que l'i-
gnorance de cette question de la pathologie
utérine peut seule expliquer la dangereuse
assurance de certains chirurgiens, qui, à
notre avis, ne font qu'ajouter des dangers
aux dangers existants. Ce n'est pas nous qui

avons formulé cette accusation, car voici
ce que dit sur ce point le professeur Scanzoni : « On ne devrait pas croire que, de
nos jours, il est très-rare de trouver un médecin à connaissances gynécologiques soli-
des. Ils sont très-savants, la plupart, dans
les autres branches, mais de parfaits igno-
rants dans notre partie [1] ».

Et il ajoute plus loin : « Très-souvent le
médecin cherche à se tirer d'embarras en
confiant l'examen à une sage-femme. C'est
là le plus triste certificat de pauvreté scientifique que le médecin puisse se donner ; il
avoue par là qu'il ignore complètement
combien les transformations pathologiques
des organes génitaux de la femme sont
nombreuses ; car, s'il en avait la moindre
idée, il ne confierait certainement pas un
diagnostic d'où dépend la santé, à une

[1] *De la métrite chronique*, par Scanzoni, chez Victor
Masson et fils. Paris, 1866.

femme dont tout le bagage médical consiste à connaître la signification qu'ont, dans les cas heureux, la grossesse, l'accouchement et la puerpéralité dans la sphère sexuelle de la femme. Comment, je vous le demande, cette femme peut-elle avoir une opinion sur des états pathologiques tellement compliqués que leur explication embarrasse souvent le gynécologiste expérimenté? Et cependant on ajoute foi à leur dire ; on traite tant bien que mal ; on médicamente à tort et à travers, jusqu'à ce qu'enfin des mois, même des années, après avoir tâtonné, on en vienne à recourir aux conseils d'un médecin compétent dans la matière. » Nous sommes complètement de l'opinion du Dr Scanzoni, et nous croyons comme lui, d'après ce que nous voyons tous les jours, que les trois quarts des médecins, pour ne pas dire plus, ignorent entièrement cette question de pathologie spéciale.

Mais il faut bien le dire, les maladies de l'utérus, qui ont dû exister de tout temps [1],

[1] Nous reproduisons ici, dans un intérêt historique, quelques lignes tirées du livre de M. Henry Bennet, sur cette question : « On sentira s'amoindrir la surprise qu'on éprouve d'abord en apprenant que les nombreuses et importantes notions sur les maladies des femmes contenues dans les ouvrages anciens ont été si longtemps perdues pour nous, si l'on songe à la manière dont nous ont été transmises les connaissances antiques. A l'époque de ténèbres intellectuelles qui suivit, en Europe, la chute de l'empire romain, la science trouva un asile chez les Arabes, et ce fut par eux surtout, que les auteurs médicaux classiques de la Grèce et de Rome furent conservés, puis transmis aux successeurs scientifiques des Arabes, les prêtres catholiques romains. A la Renaissance, plusieurs siècles après les renversements des califes, toutes les connaissances humaines — la médecine, comme les arts et les sciences, dont l'ensemble constituait le *quadrivium* — devinrent l'apanage exclusif des prêtres et des moines.

« Or, les médecins arabes et les prêtres catholiques se trouvaient également dans une position délicate à l'égard des malades du sexe féminin : les uns, en raison de l'état de séquestration auquel la loi de Mahomet condamne les femmes ; les autres, par suite de leurs vœux mêmes de célibat. Il n'est donc pas étonnant que les Arabes ne nous aient transmis, sur les maladies utérines, que ce qu'ils avaient trouvé dans les auteurs grecs et latins, traduits ou copiés par eux. Et il n'est ne sont bien connues que depuis une quarantaine d'années. On ne doit donc pas s'étonner outre mesure que leur description laisse à désirer, et que leur traitement soit encore dans l'enfance, et en quelque sorte livré à la routine.

Espérons que notre siècle verra cesser l'erreur de ceux qui ne veulent tenir compte que des signes apparents, et qu'on arrivera ainsi à les mieux connaître, à les mieux traiter, et à les mieux guérir. « In natura

pas surprenant davantage que les prêtres catholiques aient abandonné à des sages-femmes la pratique des accouchements, et laissé tomber dans l'oubli les notions relatives à la pathologie utérine contenues dans les ouvrages des anciens et des Arabes. Il est évident que les médecins mahométans, pas plus que les moines, n'étaient à même d'exercer cette partie de la médecine. Aussi la gynécologie fut-elle complètement négligée et devint-elle, scientifiquement parlant, lettre morte, jusqu'à l'époque relativement récente d'Ambroise Paré et Guillemeau. Aussi encore, et par la même raison, un nuage épais d'ignorance a-t-il obscurci jusqu'à nous la pathologie utérine. » (Henry Bennet. *Traité pratique de l'inflammation de l'utérus*, etc. Paris, 1864, Asselin, éditeur).

« nihil plane sincerum, » disait Paracelse.

Comme nous l'avons dit plus haut, la description de ces maladies a été parfaitement faite par quelques gynécographes distingués. Comment s'expliquer dès lors que ses affections demeurent toujours d'un diagnostic difficile pour ceux que traite si sévèrement Scanzoni? C'est que tous ont une tendance presque forcée à les considérer comme des accidents, et non comme le résultat de la faible organisation des femmes, ou de l'influence d'une disposition héréditaire ou acquise.

Aussi, dans le traitement des ulcérations qui sont si souvent consécutives aux affections profondes de l'utérus, ces médecins cèdent-ils toujours le pas au chirurgien ; c'est le contraire qui devrait avoir lieu. Car, en présence de la lésion, et à propos d'étude pathogénique, nous sommes complètement de l'avis du docteur Marchal (de Calvi), qui a dit, avec juste raison : « Ce qui importe le plus, ce n'est pas le siége, c'est la nature des maladies. » En présence de la lésion, disons-nous, l'homme de l'art doit donc non-seulement préciser sa nature, sa cause, son caractère, sa forme, ses complications, mais encore tenir compte de l'état constitutionnel de la malade, de son tempérament, de son âge, de ses habitudes, de ses antécédents, de sa profession, et surtout de ses couches ou fausses couches antérieures. Dès lors, la thérapeutique qui veut se conformer à cette manière large d'envisager le siége et la nature de ce mal, exige non-seulement un traitement externe, mais encore, et surtout, un traitement interne.

Ces diverses considérations nous ont fait sentir la nécessité d'étudier plus attentivement encore cette double question des accouchements et des maladies des femmes, qui, en réalité, n'en devrait faire qu'une, car tous les gynécologistes devraient être accoucheurs, et réciproquement.

C'est grâce à ces études qu'il nous a été donné d'obtenir des guérisons assez rapides d'affections utérines chroniques qui avaient résisté jusqu'alors à tous les efforts de la science. C'est qu'en effet, aujourd'hui encore, dans certains cas, malgré les nombreuses dissertations sur ces maladies, tant des médecins spécialistes que de ceux qui s'en sont occupés accidentellement, la partie thérapeutique, qui est la plus essentielle, est ou abandonnée, ou insuffisante, ou appliquée banalement, comme nous l'avons dit plus haut, et la guérison, quand on l'obtient, demande des années de soins assidus.

Ici encore le professeur Scanzoni appuie de toute son autorité ce que nous avançons : « Malheureusement, dit-il (dans les engorgements chroniques de l'utérus), l'époque favorable pour une guérison radicale est ordinairement passée, et l'on devra s'estimer heureux si l'on réussit à modérer quelque peu l'hypersécrétion de la muqueuse utérine, et à en atténuer les conséquences. Quant à nous, nous ne nous souvenons d'aucun cas où nous ayons pu guérir complètement une leucorrhée utérine abondante et durant depuis plusieurs années. » (*Traité pratique des maladies des organes sexuels de la femme*. Paris, 1858. J.-B. Baillière et fils.)

Nous aurions certainement fait comme nos devanciers, si nous avions suivi les mêmes errements ; mais nous avons eu la bonne fortune d'étudier les médicaments d'après les pathogénésies de Samuel Hahnemann ; nous y avons trouvé des spécifiques qui ont considérablement abrégé la durée du traitement, et (ce qui est bien plus précieux) n'ont occasionné aucun désordre, ni fait courir aucun danger à nos malades.

C'est ce que nos élèves ont pu constater

dans les cours de gynécologie et d'accouchements que nous avons faits en 1868, à Paris, à l'amphithéâtre de la rue Larrey, et ce que nous nous proposons de démontrer dans nos cours ultérieurs d'une manière encore plus évidente. Nous avons été amplement récompensé de nos labeurs, car grâce à ces remèdes et à d'importantes innovations, nous avons eu le bonheur, pendant les trente années que nous avons consacrées à l'étude et au traitement des maladies des femmes, de guérir bien des fois là où l'ancien système soulageait à peine, et de soulager véritablement dans les divers cas où il se déclarait impuissant. C'est qu'ici, comme dans les autres états morbides de l'économie, le médecin doit nécessairement voir échouer toutes les ressources de sa thérapeutique, de sa pathologie, et de ses plus volumineux formulaires, s'il ne possède qu'une connaissance imparfaite de la question.

CHAPITRE II

PREMIERS MALAISES QUE PRÉSENTENT LES FEMMES ATTEINTES D'AFFECTIONS UTÉRINES.

Sommaire. — Symptômes révélateurs des maladies des femmes. — Efforts de la nature tendant à se débarrasser de l'élément morbide. — Opinion du Dr Aran sur l'état du visage des femmes atteintes d'affections utérines. — Premiers avertissements de la nature. — Tendance des médecins à faire rentrer ces maladies dans le domaine des névralgies. — Temporisation du médecin dangereuse pour les malades. — Nécessité au contraire de reconnaître ces affections dès leur début, et d'en bien préciser la nature.

Les maladies utérines n'atteignent pas d'un seul coup toute leur acuité; elles révèlent, au contraire, par des symptômes divers, les phases de leur marche ascendante; elles donnent au visage, au regard, à la démarche de la femme, un cachet particulier qui trompe rarement le médecin observateur.

C'est avec raison, selon nous, que le professeur Aran, de regrettable mémoire, a insisté sur les caractères particuliers qu'offre la malade. Bien des fois nous avons vérifié toute l'exactitude de la description qu'il en donne : « L'aspect en pareil cas, dit-il, présente un caractère tout particulier. La face est amaigrie, quoique assez souvent à un degré peu considérable ; mais elle est surtout décolorée, pâle, d'un blanc sale, ne présentant ni la bouffissure des chlorotiques, ni la teinte des maladies cancéreuses, ni celle qui est liée au ramollissement graisseux du cœur ; elle a un aspect terne, l'œil est languissant, la physionomie est sans expression, avec un teint jaunâtre particulier. » Et plus loin ce médecin ajoute : « Attachez-vous également à reconnaître le facies particulier ou utérin des femmes en proie à ces maladies. A première vue, il peut mettre sur la voie du diagnostic. Une affection utérine d'une certaine intensité et d'une cer-

taine durée, reste rarement limitée aux phénomènes locaux. Elle réagit de suite ou finit
par réagir sur la constitution, et alors appa-
raissent des phénomènes nouveaux, consti-
tutionnels, qui sont sous la dépendance des
premiers. Aux douleurs abdominales, aux
douleurs des reins, ne tardent pas à s'ajouter
les troubles dyspeptiques; et, de ces troubles, comme d'une source féconde, découlent
successivement tous les symptômes généraux
dont je vous ai parlé, ainsi que les phénomènes particuliers du facies. [1] »

Nous ne voulons, en ce moment, que signaler cette particularité du visage; nous
reviendrons sur ce sujet intéressant dans le
quatrième chapitre.

On peut donc considérer, à l'exemple de
ce gynécologiste distingué, non-seulement

[1] *Leçons cliniques sur les maladies de l'utérus et de ses annexes*, par le D* Aran, professeur agrégé à la Faculté de médecine de Paris. Paris, 1860, Labbé, éditeur.

les signes et les symptômes précurseurs, mais encore les malaises et les douleurs qui accompagnent les maladies de l'utérus, comme un effort de la nature tendant à se débarrasser de l'élément morbide ; et l'on peut ajouter que si, dès le début du mal, la femme recevait des soins intelligents, le malaise ne se transformerait pas en maladie, au moins dans la plupart des cas. Malheureusement les occupations et les préoccupations de la vie absorbent outre mesure, et font négliger ces avertissements salutaires ; et c'est seulement lorsqu'on est à bout de forces, ou dominé par la douleur, que l'on invoque les secours de l'art ; hélas ! souvent il est trop tard !

Quelquefois cependant la femme s'inquiète des premiers malaises qu'elle ressent ; elle demande conseil à son médecin, et presque toujours alors la maladie atteinte dans sa source est prévenue ou enrayée.

Mais quelquefois aussi, dans certains cas peu étudiés, le praticien ne trouve pas une lumière suffisante dans les renseignements qui lui sont fournis par la malade, et, dans l'ignorance où il est de la nature du mal et de son siége, il se résigne à temporiser. Si des études plus spéciales faisaient disparaître pour lui les obscurités dont se couvre le mal, il n'aurait pas à attendre, car dans les indications qui lui sont données, il saurait voir les symptômes positifs, et il pourrait agir au lieu de perdre un temps précieux.

Dans l'étude de ces affections, noûs savons par expérience combien il importe de connaître à fond les prodromes, les signes et les changements qui se manifestent chez la malade. Aussi considérons-nous comme un devoir d'appeler l'attention de nos lecteurs sur cette étude essentielle.

C'est aussi l'opinion du professeur Churchill (de Dublin) : « Il est impossible, dit-il, de trop insister sur l'influence que les maladies de l'utérus ou des ovaires exercent sur la santé générale. En fait, on peut dire que chez les femmes, le système utérin, pendant sa période d'activité, est le véritable centre de la vie. L'accomplissement régulier de ces fonctions fortifie sans aucun doute la santé générale des individus ; mais il est aussi très-positif que le moindre trouble dans ces fonctions, arrivant à l'âge où elles sont dans toute leur activité, devient on ne peut plus nuisible, et qu'il existe la sympathie la plus intime entre l'utérus et toutes les parties de l'organisme : l'appareil digestif, l'appareil circulatoire, le système nerveux, etc. [1]. »

[1] *Traité pratique des maladies des femmes hors l'état de grossesse, pendant la grossesse et après l'accouchement,* par F. Churchill, professeur d'accouchements, de maladies des femmes et des enfants, à Dublin. Paris, 1866, chez J.-B. Baillière et fils.

Bien qu'il soit vrai que beaucoup de femmes ne recourent au médecin qu'au dernier moment, il en est d'autres qui s'adressent à lui dès les premiers malaises, et, comme elles n'ont qu'en germe l'une des maladies dont nous nous occupons, elles ne peuvent signaler que des phénomènes souvent très-ordinaires, en apparence, et qu'on a tendance à faire entrer dans le large et complaisant domaine des névralgies. Ces erreurs et ces incertitudes, nées d'une connaissance incomplète de la matière, laissent au progrès du mal une libre carrière. C'est pour ce motif que nous signalerons avec le plus grand soin tous les symptômes appréciables qui caractérisent spécialement les affections de l'utérus connues sous le nom de MALADIES DES FEMMES.

Nous avons la conviction intime que ce travail, tel que nous le présentons aujourd'hui, pourra, par sa clarté et surtout par sa simplicité, rendre de grands services soit aux femmes malades en vue desquelles surtout il a été fait, soit à ceux de nos confrères qui se sont peu occupés de ces sortes d'affections.

————

CHAPITRE III

CES AFFECTIONS PRISES AU PREMIER ABORD PAR BEAUCOUP DE MÉDECINS POUR DES MALADIES NERVEUSES.

Sommaire. — Symptômes et signes caractéristiques des affections utérines. — Leucorrhée ou flueurs blanches. — Causes des ulcérations de l'utérus. — Diverses névralgies occasionnées par les affections utérines. — Erreurs de Sydenham touchant ces maladies. — L'hystérie confondue avec les maladies de l'utérus. — Évanouissement, perte de connaissance occasionnée par certaines ulcérations siégeant dans le col même de cet organe. — Ces mêmes maladies conduisent, à la longue, à un désordre des facultés mentales qui peut aller jusqu'à la folie.

Presque toutes les affections utérines annoncent leur présence par une série de souffrances et de signes caractéristiques. Les malades ressentent dans la région hypogastrique, ou du bas-ventre, des douleurs incessantes, fixes, locales, et d'une intensité graduelle. Il se déclare souvent aussi une constipation invincible, et, au contraire, les envies d'uriner sont fréquentes.

Les souffrances occasionnées par une lésion de cet organe s'étendent bientôt aux aines, brisent les jambes et les reins, alourdissent ou arrêtent la marche, et font quelquefois courber le dos à la malade sans qu'il lui soit possible de se redresser.

Beaucoup de femmes se plaignent, en outre, de violents maux de tête, de palpitations de cœur, de fortes douleurs dans l'estomac[1], dans le dos, dans les reins, dans

[1] Bien que les maladies de l'estomac soient fréquemment attribuées aux excès de tous genres, aux veilles, ainsi qu'à l'usage des excitants, thé, café. etc., il ne faut pas moins reconnaître que le trouble des organes digestifs chez la femme est le plus souvent une suite des maladies de l'utérus.

Personne n'a mieux exposé les connexions intimes qui existent entre l'estomac et les affections utérines qu'un de mes anciens condisciples, le Dr Bayard : «D'après lui, il n'est pas une altération de notre organisme qui ne réagisse sur l'estomac, mais l'utérus est un des organes de l'économie avec lequel l'estomac sympathise le plus intimement.» (*Traité pratique des maladies de l'estomac*, par T. Bayard, etc. Chez Victor Masson et fils, à Paris.)

le ventre, principalement dans un de ses côtés ; et, comme symptôme objectif, elles sont presque toujours affectées d'une leucorrhée très-abondante, appelée vulgairement *pertes blanches*, qui les fait tomber dans une tristesse mortelle, et dans un état de langueur et de dépérissement manifeste. C'est à cette époque de la maladie que la femme découragée perd même l'espérance, qui est la vie du cœur.

Aussi est-ce avec raison que le médecin spécialiste attache une si grande importance à l'inspection de la leucorrhée qui accompagne presque toujours ces diverses souffrances. Ce liquide, plus ou moins abondant, a tantôt la consistance du blanc d'œuf, et tantôt celle d'une mucosité. Sa couleur varie depuis des teintes presque incolores jusqu'à des tons jaunâtres et verdâtres. Son aspect le plus ordinaire, qui est d'un blanc laiteux, fait comprendre pourquoi l'on a donné à cette sécrétion morbide le nom de *fleurs* ou mieux de *flueurs blanches*.

« De tous les phénomènes locaux, dit Aran, celui que les femmes négligent le plus, celui auquel elles attribuent le moins d'importance, habituées qu'elles sont à sa fréquence chez elles comme chez les autres femmes de leur connaissance, ce sont les *flueurs blanches*, expression sous laquelle les femmes englobent tous les écoulements qui se font par les parties génitales. Eh bien, l'existence d'une leucorrhée ne doit jamais manquer de fixer l'attention du médecin, surtout si cette leucorrhée a augmenté depuis quelque temps, si elle a pris un caractère plus visqueux, et surtout si elle coïncide avec certains troubles des fonctions digestives. Presque toutes les femmes dyspeptiques qui ont des flueurs blanches abondantes, et chez lesquelles les médecins expliquent si aisément la leucorrhée par les troubles des fonctions digestives, ont des affections utérines méconnues. »

La durée de ce flux est en elle-même un signe bien autrement important que sa consistance ou sa couleur. On peut même affirmer, avec certitude de ne pas se tromper, *qu'une leucorrhée qui remonte à plus de six mois révèle toujours chez les femmes une ulcération plus ou moins étendue sur le col de l'utérus,* ulcération qui, dans certaines circonstances, peut sécréter un liquide purulent renfermant un principe inoculable et par conséquent contagieux.

Les affections utérines sont très-souvent les véritables causes des névralgies de la tête et de la face, quand celles-ci ont une acuité que rien n'explique, et qu'elles ne cèdent à aucun traitement.Les spasmes, les vapeurs, les migraines, les douleurs nerveuses des côtes et des lombes ont le plus souvent cette même cause.

L'état moral reçoit des atteintes aussi profondes que le corps. D'un caractère inégal, souvent aigri, la malade a des gaietés et des tristesses sans cause ; et cet énervement se trahit surtout par de longues insomnies et par des envies irrésistibles de pleurer. C'est ce qu'avait constaté Sydenham chez les malades qu'il appelait *hystériques*.

Quand on considère le grand nombre de pages que ce judicieux et sobre génie a consacrées à l'hystérie, à cette affection à la fois morale et pathologique ; quand on compare les symptômes qu'il donne de l'hystérie avec ceux des affections utérines, on a, dans cette divergence d'appréciation, une double preuve que les maladies de l'utérus ont existé de tout temps, mais que le manque de connaissances et d'instruments spéciaux les ont fait longtemps confondre avec l'hystérie.

En effet, dans un des passages les plus

intéressants de son ouvrage, M. Landouzy a démontré que, dans l'hystérie, les affections de l'utérus sont très-fréquentes, et qu'assez souvent on a vu la maladie se dissiper en même temps que l'affection utérine. Examinant ensuite les lésions des divers organes chez les sujets hystériques qui ont été enlevés par une affection quelconque, ce savant arrive d'abord à ce résultat important que, « sur trente-neuf cas, on a noté vingt-neuf fois des lésions de l'utérus et de ses annexes [1]. » La proportion de ces dernières est, comme on le voit, très-considérable, et corrobore ce que nous avançons plus haut.

Si, maintenant, nous consultons les observations dans lesquelles les lésions utérines ont été constatées pendant la vie, nous voyons qu'on les a trouvées vingt-six fois sur

[1] *Traité complet de l'hystérie.* (Landouzy. Paris, 1846, in-8°.)

vingt-sept cas, c'est-à-dire dans la presque totalité. Cette proportion est si remarquable, qu'il n'est pas surprenant de voir que ces lésions, par leur influence notable sur le système nerveux, ont dû être longtemps confondues avec l'hystérie.

Toujours fâcheusement impressionné, le moral se laisse abattre par des terreurs soudaines dont les effets sont aussi désastreux que la cause a été minime; et si l'état pathologique a une trop longue durée, il détermine, chez la malade épuisée, des crises qui aboutissent quelquefois à une altération des sens pouvant donner lieu à des accès de folie.

Enfin les lésions dont nous nous occupons conduisent aussi aux affections organiques de la poitrine, et principalement à celles du cœur, dont les symptômes se manifestent à la malade par de fréquentes palpitations. Nos observations personnelles

ont, en effet, constaté la coexistence des
maladies du cœur avec celles de l'utérus. En
dirigeant la lumière de la science sur le
même sujet et sur le même ensemble de
symptômes, nous avons découvert la véritable cause d'une des lésions les plus graves de l'organisme, que les médecins attri-
buaient à tort jusqu'ici à la chlorose et à l'a-
némie.

Bien que M. Bouillaud[1] ait écrit les lignes
suivantes : « Les palpitations chlorotiques
ou anémiques sont souvent, mais pas toujours, accompagnées d'un bruit de soufflet
du cœur bien caractérisé, doux et en quelque
sorte moelleux. Constamment, dans l'état
chlorotique bien décidé, les artères d'un
grand calibre et spécialement les carotides
et les crurales, font entendre ces bruits va-
riés qui tantôt imitent le ronflement de ce
jouet connu sous le nom de diable, le sif-

---

[1] *Traité des maladies du cœur.* Paris, 1835.

flement ou le gémissement du vent qui tra-
verse une serrure ou une fente étroite , le
bourdonnement de certains insectes, le rou-
coulement plaintif de quelques oiseaux, etc.
Depuis huit ans, j'ai rencontré cent et cent
fois le phénomène dont il s'agit chez les
chlorotiques et les anémiques... » Nous
n'acceptons pas tout à fait la manière de voir
du célèbre professeur ; car, pour nous, tout
en respectant son autorité, nous avons la
conviction que ces diverses altérations des
bruits du cœur sont fréquemment consécutives aux affections utérines ou péri-utérines ;
et nous sommes convaincus que si ce savant
eût poussé plus loin ses investigations, il
aurait certainement bien souvent rencontré
chez ses malades les lésions que nous signalons.

CHAPITRE IV.

SIGNES QUE PRÉSENTE LE VISAGE DES FEMMES ATTEINTES D'AFFECTIONS UTÉRINES.

Sommaire. — Altération des yeux, du nez, et du teint des femmes malades. — Nouveau symptôme dans la déviation de la ligne habituellement horizontale des organes de la vue, observée pour la première fois par l'auteur. — Vieillesse prématurée. — Opinion des anciens à propos de la mauvaise dentition des femmes. — La stérilité et les mauvaises dents comme causes de divorce chez certains peuples. — Conséquences fâcheuses que les affections utérines ont sur la dentition.

Comme nous l'avons dit plus haut, les affections utérines donnent à la figure des femmes qui en sont atteintes, une expression particulière : le relâchement ou la contraction des traits produit, quand la maladie persiste, des altérations telles que ces signes, qui méritent d'être appelés caractéristiques, sont à eux seuls des renseignements aussi précieux que tous les symptômes réunis. En effet, ils en sont la synthèse. C'est l'étude attentive et raisonnée de la physionomie qui met le médecin sur la trace de la véritable cause du mal; et cette intuition, qui ne se donne pas, fait de la médecine, science par sa théorie, un art et non un métier dans sa pratique. Une dose plus ou moins grande de cette sorte de divination, qui n'est autre chose que la plus haute expression de la sympathie éclairée du médecin pour le malade, fait un grand médecin d'un savant en matière médicale. Une intuition d'un autre genre fait le guérisseur.

Le visage mobile des femmes reçoit de leurs maladies de sensibles empreintes. Il n'est pas rare que les yeux soient non-seulement ternes, enfoncés dans leurs orbites et entourés d'un cercle de bistre, qui est large ou profond, selon la conformation de la cavité de l'œil, mais encore, nous avons, le premier, signalé ce fait : l'un des deux, le plus souvent le droit, est plus ou moins abaissé.

Le teint d'une femme gravement affectée ne trompe pas celui qui l'observe avec attention ; car, non-seulement sa physionomie est pâle, flétrie et tirée, mais encore elle porte un caractère de vieillesse qui dépasse de beaucoup la réalité.

Souvent aussi son visage est recouvert d'éphélides appelées vulgairement taches de rousseur ; d'autres fois, ce sont des rougeurs érythémateuses sur les côtés du cou ou de la face ; mais, le plus souvent, ce sont des plaques jaunâtres, noirâtres, qui se développent sur le front et les parties latérales de la face, ressemblant tout à fait au *masque des femmes en couche*, et constituées par un champignon appelé microscoporon-fur-fur.

Les dents elles-mêmes subissent également de graves altérations. Nous ne pouvons pas croire que les peuples de tous les temps et de tous les pays aient accordé de si grands éloges à la beauté de la denture chez la femme, sans avoir attaché à la blancheur des dents et à la fermeté de la gencive une idée de santé générale. Les hommes de ces époques primitives avaient pour les guider un symbolisme naturel qui valait bien de savantes hypothèses. Chez les hordes slaves, des dents cariées, une mauvaise haleine et la stérilité étaient autant de motifs de divorce.

Les femmes de nos sociétés civilisées, qui n'ont pas à craindre pourtant de pareilles extrémités, recourent à toutes les ruses pour dissimuler un accident arrivé à leur denture; mais, à notre avis, c'est moins dans une intention de coquetterie que par une certaine conscience de la gravité de ce présage. Quand on entend dire à un grand nombre de mères de famille que chacun de leurs enfants leur a coûté une dent, peut-on s'empêcher d'établir une corrélation entre l'organe de la génération et la cavité buccale, et de considérer la perte de ces dents comme un signe de lésion utérine, dont la femme a été atteinte antérieurement à ses couches?

Nous voulons bien admettre que la denture soit une question de race : que les Celtes, issus de la race indo-germanique, aient naturellement de belles dents; que les Cimbres, peuple teutonique, de haute stature, en aient presque toujours de mauvaises; il n'en est pas moins vrai que les affections utérines, toutes choses égales d'ailleurs, prédisposent l'une et l'autre race, d'une façon toute particulière, aux caries et aux affections buccales de toute nature.

Un médecin ne saurait donc attacher une trop grande importance à l'inspection de la bouche de sa malade. Que de caries, que de névralgies dentaires, que d'abcès, que de fluxions périodiques aux gencives et aux joues, qui n'ont pas d'autre cause que la purulence à laquelle prédisposent les affections utérines! Les aphthes, les ulcérations de la muqueuse buccale qui s'attaquent souvent à la langue, toutes ces lésions, d'une couleur grisâtre et d'un caractère fongueux, sont les signes extérieurs d'autres lésions plus graves et plus profondes. Cependant, et c'est là le côté difficile de ce genre de diagnostic, il faut que l'œil du médecin établisse une distinction parfaite entre ces accidents et ceux qui peuvent provenir d'une affection spécifique ou d'un mauvais entretien de la bouche. On lit, en effet, dans le journal *l'Art dentaire*, du mois de novembre 1857, « que la carie des dents est souvent le résultat de la décomposition chimique des sels calcaires en présence des acides sécrétés par la muqueuse buccale, et aussi de l'accumulation des corps étrangers provenant des aliments. »

Il n'est pas non plus jusqu'à certaines haleines d'une odeur particulière et insupportable qui ne soient un indice de l'existence des affections utérines, surtout lorsque la femme a un extérieur sain, et que les causes de l'infirmité que nous signalons paraissent inexplicables.

C'est par la tendance à la suppuration qui accompagne ou qui suitl'accouchement, que nous expliquons la sortie d'une dent de son alvéole : le pus et sa puissance de désorganisation en sont la cause. Ce fait cesse d'être une anomalie et devient un renseignement; il indique dans l'organe de la génération l'existence d'une lésion plus ou moins grave.

CHAPITRE V.

EFFET DE L'AGE SUR LES AFFECTIONS UTÉRINES.

Sommaire. — Difficulté de décrire le traitement des maladies de l'utérus. — Nécessité de bien connaître l'étiologie de ces affections. — De l'extrême prudence imposée au médecin dans ces sortes de maladies. — Trois conséquences des plus fâcheuses pour les femmes. — Présence de ces affections même chez les jeunes filles. — Concomitance des affections du cœur avec celles de l'utérus. — Stérilité provenant de ces affections. — Opinion du Dr Aran à l'égard du gynécologiste, ou médecin s'occupant des maladies des femmes. — Du repos.

Autant il est nécessaire d'entrer dans de nombreux détails sur le diagnostic d'un mal qui se cache aux personnes dépourvues d'expérience, et qui, pour d'autres plus éclairées, se révèle sous mille formes différentes, autant il est à la fois difficile et dangereux d'indiquer tout au long les traitements qui, par des routes diverses, vont combattre la maladie à sa source. La simplicité même des différentes médications

dont nous avons éprouvé l'efficacité, serait
un attrait et un péril de plus, parce que cette
simplicité n'est qu'apparente, et que, dans
le désir d'être vraiment utile, il nous fau-
drait dépasser de beaucoup les bornes que
nous nous sommes imposées dans ce travail.

C'est peut-être dans les affections utérines
que la question d'étiologie a toute sa virtua-
lité, et quand cette question se complique
des modifications qu'apportent l'âge et les
habitudes de la maladie, il faut, pour ré-
soudre scientifiquement ce problème à plusieurs inconnues, autre chose qu'une liste
de recettes sur laquelle on pose son doigt
au hasard.

Porter secours à l'être souffrant où et
quand il en a besoin; prendre dans ces
deux cas tantôt le chemin le plus court,
tantôt le plus long, selon la nature du mal
et aussi selon la force du malade, c'est là,
pour nous, la seconde face de l'art médi-

cal, c'est la qualité distinctive du véritable praticien. Mais aussi, quelle ne doit pas être sa prudence , sachant qu'il côtoie sans cesse trois fléaux : l'un physique, l'autre social, le troisième moral ! Le premier comprend toute la série obscure et triste des névroses et des lésions organo-pathologiques ; le second, la stérilité ; le troisième, l'affaiblissement ou l'altération des facultés.

Les maladies utérines ne sont-elles pas déjà fréquentes avant l'âge de la puberté[1], plus répandues chez les adultes, et tout à fait communes à l'époque de la période si bien

[1] Le Dr Aran, professeur agrégé à l'École de médecine de Paris, en a observé de très-graves chez des jeunes filles de cinq à dix ans.

Le Dr Nonat, avant lui, avait dit : « Je crois avoir été des premiers à proclamer cette importante vérité, que les maladies de l'utérus et des annexes ne s'observent pas exclusivement chez les femmee mariées, avec ou sans enfants, et qu'on les rencontre aussi, avec moins de fréquence, il est vrai, chez les jeunes filles[1]. »

[1] *Traité pratique des maladies de l'utérus et de ses annexes*, par A. Nonat, agrégé libre de la Faculté de médecine de Paris, médecin de la Charité, etc. Paris, 1860, chez Adrien Delahaye.

appelée critique? L'organe qui a souffert, la fonction qui a été troublée, attendent souvent ce moment pour révéler leurs désordres. C'est ainsi que, sauf exception, la femme qui, avant ce temps, a plus ou moins souffert du poumon, du foie, du cœur, ou d'un autre organe, sent, aussitôt la cessation de ses menstrues, le germe morbide grandir et la maladie se déclarer. Et, chose digne de remarque, ces prédispositions à ces affections viscérales n'empêchent nullement que l'utérus n'ait aussi son principe de maladie, et que l'affection utérine — cause première de tous les désordres — n'aboutisse enfin à sa dernière et terrible conséquence, la mort! Comment prescrire dans des cas si divers une médication unique !

Dans les cas les plus légers, de simples inflammations utérines, accompagnées des flueurs blanches qui les aggravent, ainsi que les affections constitutionnelles qui y

prédisposent, doivent toujours être considé-
rées comme pouvant à la longue produire
les affections suivantes : les diverses atrésies
de l'utérus ; les engorgements utérins ; les
granulations intra-utérines ; toutes les variétés d'ulcérations, depuis les plus superfi-
cielles jusqu'aux plus profondes ; les corps
fibreux de l'utérus ; les squirrhes et les can-
cers de cet organe ; les prolapsus ou des-
centes de l'utérus ; ses déplacements nombreux ; les hémorrhagies utérines ; les ova-
rites ; les métrites et les périmétrites ; les
anomalies de la menstruation ; les altérations
des trompes; les lipothymies ou défaillances;
les syncopes ou pertes de connaissance ; les
phlegmons et les abcès péri-utérins ; certains polypes ; enfin , toutes les variétés de
névralgies de cet organe et de ses parties
environnantes.

Or, ne pouvant attaquer de front, pour
les motifs que nous avons énumérés plus

haut, la question du traitement complet de toutes ces différentes lésions, nous avons cru qu'il serait plus utile d'indiquer les soins hygiéniques à prendre, et aussi de nous étendre sur le régime à suivre pendant la durée de la maladie. Cependant, nous ferons observer que les soins hygiéniques ne suffiraient point pour conduire à la guérison.

En même temps qu'elle obviera, par les soins particuliers que nous indiquons, aux graves inconvénients de sa situation, la malade devra nécessairement recourir aux conseils et aux soins intelligents d'un homme de l'art, et surtout, en première ligne, garder *le repos*. « En effet, dit le docteur Pichard [1], pour quiconque se fera une juste idée des affections si nombreuses et si graves de l'utérus, le plus simple raisonnement devra faire pressentir que, devenant

[1] *Maladies des femmes*, par F.-L. Pichard, Paris, 1848, chez Germer Baillière.

par sa position un point sur lequel doivent aboutir les efforts des muscles et des viscères abdominaux, cet organe doit se ressentir de tous les exercices violents, même de la marche non forcée et de la station debout prolongée. »

Mais s'ensuit-il qu'il faille, suivant le conseil de quelques médecins, condamner les femmes affectées de ces maladies à un repos absolu? Non, sans aucun doute, car ce repos ne serait propre qu'à jeter les malades dans un état de faiblesse et d'irritabilité nerveuse qui ne ferait qu'aggraver leur mal.

Cependant, si nous ne conseillons pas d'une manière formelle le repos général, nous sommes d'un avis contraire pour celui de *l'organe lésé :* il doit, suivant nous, être absolu, car, plusieurs fois déjà, nous avons remarqué que le moindre inconvénient est de prolonger outre mesure le traitement, quand il ne l'entrave pas tout à fait.

CHAPITRE VI.

INFLUENCE DU RÉGIME ET DES SOINS HYGIÉNIQUES DANS LE
TRAITEMENT DES MALADIES DES FEMMES,

Sommaire. — Les stimulants. — Le café. — Le thé. — Les condiments. — Les acides. — Les adoucissants. — Le lait et ses effets diurétiques et analeptiques. — Opinion de Sydenham. — Stérilité causée par l'obésité. — Guérison de cette dernière par l'inanition ou le *cura famis*. — Ignorance des femmes à l'égard des soins de la toilette. — Du froid ; des effets pernicieux à l'époque cataméniale. — Des canules trouées de l'auteur pour bains internes. — Des ulcérations du col de l'utérus. — Formule d'une eau de toilette.

Le régime à suivre pendant le traitement des maladies utérines consiste à supprimer les aliments qui nuisent à l'action des médicaments, ainsi qu'à rechercher le genre de nourriture qui aide le plus à l'efficacité de la médication.

Il va sans dire que la malade doit éviter toutes les substances d'une digestion difficile, surtout si elle en a abusé alors que l'état général de sa santé lui faisait un devoir de s'en abstenir.

Au premier rang des aliments défendus se placent le café au lait ou à l'eau, le lait, les spiritueux et tous les stimulants. Il faut de même proscrire, en fait de viandes, toute charcuterie et tous gibiers faisandés, être sobre d'épices dans l'apprêt des potages et autres mets.

Par la même raison qui fait défendre les épices, il est essentiel de se priver, aussi bien dans sa toilette que dans son alimentation, des parfums et des aromes. Il faut prendre le chocolat sans vanille; ne plus relever les mets avec des ognons, de l'ail, de l'échalote; s'abstenir du radis piquant, du céleri, appelé à tort apéritif, du persil, utile dans certaines indispositions des femmes et si nuisible dans les maladies dont nous nous occupons, de la salade, parce que le vinaigre contrarie l'effet du remède, du piment, des cornichons, etc., tous ces condiments produisent une excitation factice et dangereuse sur l'organe malade et sur les viscères qui l'avoisinent.

C'est pour les mêmes motifs que, parmi les légumes, l'asperge, plus médicinale que nutritive, l'oseille, à cause de son acidité, n'entreront pas dans l'alimentation de la malade.

Tous les fruits très-acides sont extrêmement nuisibles, mais les malades peuvent faire usage des autres sans inconvénient. On peut dire, ici comme ailleurs, que ce qui n'est pas défendu est permis, avec cette restriction qu'il faut que l'aliment ne rentre dans aucune des catégories proscrites, bien que son nom ne soit pas sur la liste des aliments défendus. Nous n'avons même émis des idées générales sur les motifs d'exclusion que dans l'intention de faire comprendre les applications particulières qui ont dû nous échapper.

Les boissons recommandées sont : les tisanes de fleurs de mauve, de racine ou de fleurs de guimauve, de gomme, d'orge, de riz, de gruau, l'eau panée, l'eau sucrée, l'eau rougie, etc.Toutes ces boissons doivent être modérément sucrées avec du sucre ou 'du miel de première qualité.

La malade, qui veut se renfermer dans les bornes que nous prescrivons, doit bien se pénétrer de cette vérité : qu'une longue abstinence est aussi dangereuse qu'une nourriture trop abondante, et que la régularité dans les heures de repas est plus importante encore que le choix des mets ; aussi ne fesons-nous pas de distinction entre les viandes blanches, rouges et noires, et en autorisons-nous un usage modéré. Cependant, quand l'affection utérine a atteint une certaine gravité, ou quand il y a une complication de phlegmon ou abcès péri-utérin, la malade doit se résigner à ne prendre que des potages et du lait chaud ou froid, sucré ou non.

Dans cette prescription, nous penchons moins du côté des partisans d'une forte nutrition, que du côté d'Hippocrate, qui s'arme toujours d'une diète sévère contre les premiers progrès du mal. Ceux-là songent à réparer les pertes de force occasionnées par une sécrétion trop active, mais le père de la médecine leur répond : « Plus on nourrit un corps malade, plus on aggrave la lésion. *Impura corpora quo plus nutriveris, eo magis læseris.* » Sect. II, ap. 10.

L'usage du lait mérite une mention particulière : pris froid, il combat la constipation, et aidé de lavements d'eau ordinaire, additionnée de deux ou trois onces de gros miel, il arrive à la vaincre, même quand elle semble ne devoir céder qu'à une médication violente. Dans ces cas-là, on peut varier l'emploi du lait froid par du fromage blanc, en faisant, pendant toute la durée de la constipation, le fond de ses repas de pain de seigle ou d'orge, de chicorée et d'épinards, de carottes et de salsifis préparés à la sauce blanche, etc. Enfin, d'après notre expérience, l'action lénitive, tonique, diurétique et laxative du lait nous semble si bienfaisante, que nous le faisons boire à discrétion à toutes nos malades.

Nous sommes encouragé dans cette prescription par l'exemple de Sydenham, qui dit que l'usage du lait seul a triomphé de maladies rebelles à tout autre traitement : *Lacte solo, omnibus aliis frustra tentatis, sæpe curata fuit hysterica.* (*Dissert. epist.* Londini. Jan. 20, 1682.)

Plusieurs fois déjà nous avons guéri la stérilité chez des femmes obèses en ne leur permettant, par jour, pour toute boisson, que trois ou quatre tasses de lait, et, pour aliment solide, une côtelette et 30 grammes de pain rassis. Nous n'avons encore fait dans ces cas que nous conformer aux préceptes que donne Hippocrate à ce sujet, lorsqu'il dit que la femme chargée d'un embonpoint extrordinaire ne peut devenir mère qu'après avoir maigri : *Quæ præter naturam crassæ existentes non concipiunt in utero, his omentum os uteri comprimit, et, priusquam attenuentur, prægnantes non fiunt.* (Sec. V, ap. 46.)

Par suite des mêmes considérations qui nous font repousser tous les purgatifs, nous proscrivons également les injections d'eau blanche, les lavements laudanisés, les bains et autres solutions médicinales, les poudres et élixirs pharmaceutiques.

La partie de ce chapitre qui nous reste à traiter est la plus importante, parce qu'elle est la plus négligée : c'est l'hygiène. La racine de ce mot est vraie, car elle signifie santé.

C'est une opinion très-répandue chez les femmes, que l'usage de simples lotions externes suffit pour prévenir tous les accidents auxquels les rend sujettes la fragilité de leur nature. Dans l'ignorance où elles sont de toutes ces questions, elles ne se doutent pas qu'une grande partie des ulcérations du col de l'utérus proviennent, le plus souvent, de l'absence des soins apportés dans l'intérieur de ces régions.

« Le liquide leucorrhéique des métrites, écrivions-nous déjà en 1857 [1], est sécrété par les glandes mucipares de la muqueuse utérine. Il varie en quantité. Il est très-irritant, et sa causticité peut aller jusqu'à corroder l'organe avec lequel il est en contact, et déterminer une ulcération. »

Ces lésions du col de l'utérus constituent une des affections les plus fréquentes et les

[1] *Des ulcérations du col de l'utérus et de leur traitement*, par le Dr Cramoisy. (*Gazette des Hôpitaux*, n° 88, 1837.)

4

plus tenaces. Elles ont même une tendance
envahissante et destructive. Aussi sommes-
nous de l'avis du professeur Courty, de
Montpellier, quand il dit : « Le traitement
doit être prompt, énergique et rationnel,
car les ulcérations du col, non-seulement ne
guérissent jamais spontanément, mais ont
une tendance continuelle à s'étendre et à
devenir fongueuses, lorsqu'elles sont aban-
données à elles-mêmes ; elles résistent opi-
niâtrement aux moyens les plus ordinaires
employés contre elles ; elles entretiennent
en outre une congestion constante de l'utérus et de ses annexes, et finissent par déterminer le développement de la métrite avec
toutes ses conséquences. » Il aurait pu aussi
ajouter : le cancer utérin avec ses épouvan-
tables douleurs, et beaucoup d'autres lésions
que nous passons sous silence. Hippocrate,
le père de la médecine, avait bien raison,
quand il disait : « QUE L'UTÉRUS ÉTAIT CAUSE

DE SIX CENTS MAUX. » Aussi le traitement de ces affections doit-il être sévère; la médication interne doit-elle être toujours associée à la médication externe, autrement dit : Le traitement général au traitement chirurgical. C'est ici le cas de répéter avec les anciens : Qu'un chirurgien qui n'est pas médecin est un mauvais chirurgien.

Les ulcérations utérines, essentiellement insidieuses, sont susceptibles de s'amender assez facilement, mais de revenir plus facilement encore. C'est ainsi qu'il y a des femmes chez lesquelles ces affections ont duré plusieurs années, pendant dix, vingt et même trente ans. Il faut que les malades soient bien pénétrées de cette pensée, que nous pouvons ériger en axiôme :

La plus grande partie des ulcérations utérines peuvent guérir complétement, mais à la condition d'être traitées autant de mois qu'il y a d'années qu'elles existent.

C'est pour cette raison que, d'après notre longue expérience, nous avons établi une grande régularité dans nos pansements, en les faisant nous-même *deux fois par semaine*, et c'est à cette condition essentielle que nous pouvons parler ainsi de la guérison de ces affections.

Les femmes atteintes de ces lésions, pour arriver à cet heureux résultat, devront, pour aider nos pansements, prendre tous les jours, soir et matin, deux ou trois injections, et tous les deux ou trois jours un grand bain ou un bain de siége. Elles pourront y ajouter du son, de l'amidon, du sel gris, des cristaux de carbonate de soude, etc.; mais, ce qui est essentiel, c'est de ne jamais se mettre à l'eau sans être muni de notre canule trouée. Les injections pourront être faites à l'eau simple ; cependant on pourra y ajouter quelques gouttes de teinture d'arnica, d'eau de Cologne, de vinaigre de Bully, ou bien encore se servir de l'eau de toilette suivante, facilement exécutable par les malades elles-mêmes :

Mettez dans un flacon de deux litres de capacité les produits ci-dessous, et agitez.

Tannin [1],   4 grammes.
Eau simple,   un litre et demi.
Vin blanc,   un demi-litre.
Eau de Cologne, quelques cuillerées à bouche.

Les bains avec notre canule, les lotions et les injections sont donc nécessaires en tout temps, même pour les femmes bien portantes, mais il faut toujours se servir d'EAU TIÈDE.

Les femmes guéries, et le petit nombre de celles qui ne sont pas malades, devront aussi tous les jours, soir et matin, prendre

[1] Tous les pharmaciens délivreront des paquets de tannin du poids indiqué ci-dessus.

4.

une injection, et, de temps en temps, au moins tous les huit jours, un grand bain ou un bain de siége.

Cette recommandation aurait pour les femmes toute l'importance qu'elle a pour nous, si elles savaient que beaucoup de ces affections ont pour cause première soit le défaut de soins, soit la dangereuse influence de l'eau froide aux époques menstruelles.

En effet, la nature de leurs vêtements, avec la diversité de leurs formes, ouvre à l'introduction de l'air froid une voie trop facile; l'eau froide elle-même, dont elles attendent un soulagement trop prompt pour être réel, détermine une contraction subite des tissus capable d'occasionner chez elles la rupture de quelques vaisseaux, amenant, soit une hémorrhagie utérine, soit une hé-matocèle ou épanchement de sang dans la cavité abdominale. La conséquence est la transformation purulente qui s'opère et de

laquelle peut résulter une péritonite par-
tielle ou même générale. Hippocrate ne fai-
sait-il pas remarquer lui-même que du sang
épanché dans une cavité se transforme nécessairement en pus : *Si in ventrem sanguis
effusus fuerit præter naturam, necesse est sup-
purari?* (Sec. VI, ap. 20.)

Les femmes, qui ont conscience de la
délicatesse de leurs organes, devraient donc
en tout temps se soustraire à l'action dangereuse du froid et de l'humidité, à l'aide
de ceintures de flanelle ou mieux de soie
crêpée [1], de caleçons ou de pantalons de
même tissu.

Nous le répétons, il serait sage et pru-
dent de leur part de ne jamais se servir d'eau
froide pour les soins de la toilette, avant
d'avoir passé l'âge critique, et surtout avant
d'être bien certaines qu'il n'existe chez elles
aucune lésion utérine ou péri-utérine.

[1] On trouve cette soie rue du Sentier, n⁰ 9, à Paris.

Nos prescriptions au sujet des lotions concernent aussi les lavements; et, de même que nous portons à quatre par jour le nombre des injections, dont, en état de santé régulière, une seule suffit matin et soir, de même conseillons-nous à toutes les femmes de prendre un grand bain ou un bain de siége une fois par semaine, et deux ou trois fois à celles qui sont malades.

On peut aussi très-avantageusement remplacer les bains d'eau simple par des bains de mer chauds, ou, à leur défaut, par des bains de sel gris pour celles auxquelles des motifs particuliers interdisent les bains de mer.

Les bains de siége, dans bien des cas, peuvent certainement tenir lieu de bains généraux, mais à la condition de se servir de nos canules trouées, qui présentent un moyen puissant de multiplier l'efficacité des bains ordinaires, en faisant pénétrer le liquide jusqu'au siége même du mal. Bien que nous soyons l'inventeur de ce moyen [1], nous n'en aurions point parlé ici, si ses avantages ne nous avaient été attestés par une foule d'expériences tout à fait concluantes.

Les femmes malades, ainsi que le petit nombre de celles qui se portent bien, obtiendront, les unes un soulagement; les autres un bien-être complet, par l'usage de cet instrument, auquel on peut appliquer l'épithète d'INDISPENSABLE.

Grâce à lui, il est permis aujourd'hui de baigner complètement cette partie du corps dont l'état sain, selon l'expression de van Helmont, qui sert d'épigraphe à notre livre, *constitue le plus souvent la bonne santé de la femme.*

[1] Canules trouées du docteur Cramoisy, pour bains internes; mémoire lu à l'Académie des Sciences, le 27 septembre 1858.

Nous avons fait une place assez large à ces derniers conseils, parce que, dans les lésions de cet organe, le bain local est la véritable médecine préventive. Hippocrate n'entrait dans tant de détails sur le régime et les soins de propreté qu'il imposait à ses malades que parce qu'il était pénétré de leur importance, nous dirons même de leur nécessité absolue, pour la conservation de la santé.

Je croirais n'avoir pas rempli complètement ma tâche si, après avoir décrit les souffrances que déterminent les affections de l'utérus, je n'insistais pas d'une manière particulière sur la nécessité qu'il y a pour les femmes de faire de loin en loin constater leur état par un examen sérieux.

Avec les instruments perfectionnés dont nous disposons aujourd'hui, aucune lésion ne peut plus se soustraire à nos moyens d'investigation; mais cependant, il faut bien qu'on le sache, ces affections, pour être complètement guéries, demanderont toujours un traitement d'autant plus long qu'elles seront plus anciennes.

Je ne saurais donc trop répéter que les femmes, dans l'intérêt de leur santé, et surtout pour traverser sans danger l'époque critique de la ménopause, devraient mettre de côté ce sentiment de réserve exagérée dont elles sont trop souvent victimes, et se faire une loi de cet examen.

TABLE DES MATIÈRES

Pages.

Préface de la quatrième édition..................... 3
Préface des premières éditions................... 6

CHAPITRE PREMIER

DE LA NÉCESSITÉ D'APPROFONDIR UN SUJET EN MÉDECINE. 10

CHAPITRE II

PREMIERS MALAISES QUE RESSENTENT LES FEMMES ATTEINTES D'AFFECTIONS UTÉRINES........................ 22

CHAPITRE III

CES AFFECTIONS PRISES AU PREMIER ABORD PAR BEAUCOUP DE MÉDECINS POUR DES MALADIES NERVEUSES..... 30

CHAPITRE IV

SIGNES QUE PRÉSENTE LE VISAGE DES FEMMES ATTEINTES D'AFFECTIONS UTÉRINES........................ 40

CHAPITRE V

EFFET DE L'AGE SUR LES AFFECTIONS UTÉRINES..... 47

CHAPITRE VI

INFLUENCE DU RÉGIME ET DES SOINS HYGIÉNIQUES DANS LE TRAITEMENT DES MALADIES DES FEMMES........... 54

Paris. — Typ. A. Parent, rue Monsieur-le-Prince, 31.

BIBLIOTHEQUE NATIONALE DE FRANCE
3 7531 02945426 2